AF501110

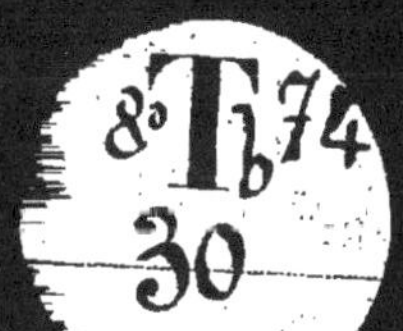
8° Tb74
30

QUELQUES CAS DE NANISME

Par M. le Dr LANNOIS

Agrégé, Médecin des Hôpitaux.

M. Chantre ayant appris que j'avais eu l'occasion de m'occuper récemment de deux petits nains achondroplasiques[1] a appelé mon attention sur un squelette d'adulte achondroplase qui est conservé depuis longtemps au Muséum de Lyon, et m'a engagé à vous le présenter en même temps que mes deux petits malades. C'est grâce à son obligeance et à celle du professeur Lortet, que j'ai pu faire apporter ici ce squelette dont nous verrons tout à l'heure les particularités.

Mais je veux tout d'abord vous faire examiner les deux jeunes sujets en question et les hasards de la clinique m'ayant permis d'étudier récemment quelques cas de nanisme de toute autre origine, j'ai cru qu'il serait bon de vous les présenter également comme des exemples des différences qui les séparent si nettement les uns des autres.

Voici donc les observations de nos deux sujets achondroplases :

Observation I. — Le nommé Paul-Vincent Faug... âgé de vingt-cinq ans, né dans un village des environs de Bordeaux, exerce la profession de chanteur de cafés-concerts.

Son père est âgé de cinquante-cinq ans, bien portant, sans malformations d'aucune sorte; sa taille est de 1m60 environ. La mère est âgée de cinquante-quatre ans, très bien portante, notablement plus grande que son mari : celui-ci dit qu'elle est au-dessus de la moyenne. Il n'y avait pas de consanguinité entre eux.

Le grand-père paternel, âgé de soixante-seize ans, est bien

[1] M. Lannois. Deux cas de nanisme achondroplasique chez le frère et la sœur. (*Soc. nat. de Méd. de Lyon*, 24 mars 1902.)

portant et a une taille de 1m70 au moins; la grand'mère maternelle, âgée de soixante-quatorze ans, bien portante, est aussi très grande. Le sujet a de ce côté une dizaine d'oncles ou de tantes qui sont tous grands et ont des enfants au-dessus de la moyenne.

Du côté maternel, le grand-père, mort à soixante-trois ans, et la grand'mère, morte à quatre vingts ans, étaient de bonne santé et de taille moyenne. Un oncle a 1m72 environ.

Il a plusieurs frères et sœurs : 1° un frère âgé de trente et un ans, bien portant, ayant 1m71 ; 2° un frère âgé de trente ans, bien portant et bien proportionné *qui est un colosse* de 1m92 ; 3° une sœur âgée de vingt-six ans ; c'est la naine dont nous donnons plus loin l'observation ; 4° le sujet, âgé de vingt-cinq ans ; 5° un frère, âgé de quatorze ans, très grand pour son âge : il a déjà la taille du père ; 6° une sœur de douze ans, forte et grande, ayant déjà 1m40 environ ; 7° enfin une sœur morte à trois ans de convulsions.

Au dire du père, il n'y eut rien d'anormal pendant la grossesse : l'accouchement eut lieu à terme et fut absolument normal. L'enfant marcha à dix-huit mois, mit ses dents de bonne heure, fut précoce pour parler. En dehors de la rougeole, il n'eut aucune affection dans la première enfance et n'a d'aillleurs jamais été malade, sauf pour des indispositions passagères. Il a été nourri au biberon dès l'âge de cinq mois.

Le père raconte que Paul F..., aussi bien que sa sœur Thérèse (obs. II), ont paru se développer normalement dans la première enfance : ce n'est que vers l'âge de cinq à six ans que les voisins firent remarquer aux parents que leurs enfants étaient petits et ne se développaient pas comme les autres enfants du même âge. De fait à partir de l'âge de six ans ils avaient cessé de grandir ou du moins ils ne gagnaient pas plus de quelques centimètres. D'après une autre version que nous indiquons plus loin, la malformation remonterait à la naissance.

Le développement intellectuel fut normal, et si aujourd'hui les deux sujets savent à peine lire et pas du tout écrire, cela tient à ce qu'ils ne furent pas envoyés à l'école où ils étaient la risée de leurs petits camarades.

Actuellement on se trouve en présence d'un nain qui au premier

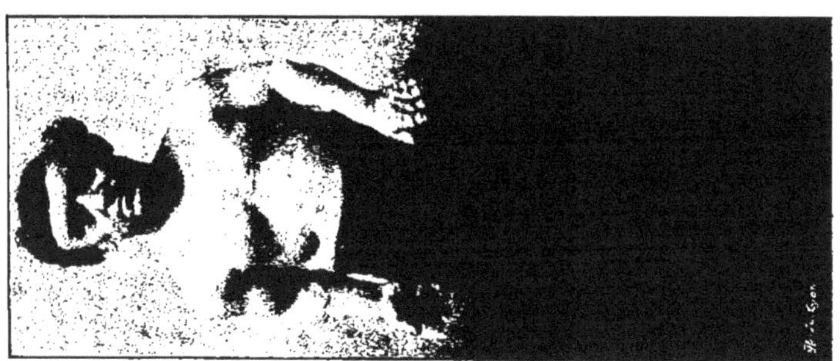

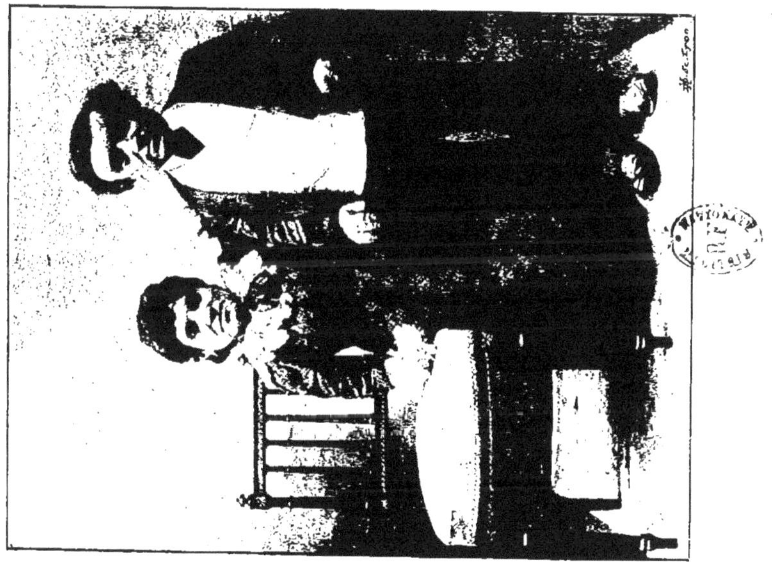

abord paraît bien conformé : sa taille est de 1m11, son poids est de 30 kilogrammes.

La face est parfaitement symétrique et on ne trouve rien d'anormal du côté de la cavité buccale, de la voûte palatine, du système dentaire qui est en mauvais état, mais sans malformations. Le front est élargi transversalement avec des bosses frontales fortement saillantes des deux côtés ; les bosses pariétales font également de fortes saillies. Aussi trouve-t-on un indice céphalique d'hyperbrachycéphalie de 90,2 avec un diamètre antéro-postérieur de 16,4 et un diamètre transverse de 14,8 ; la circonférence de la tête est de 53 cent. 1/2. On sent nettement sur le crâne les lignes de soudure fronto-pariétale et occipito-pariétale. Pour en finir avec l'extrémité céphalique, notons ici que les oreilles sont en anse avec anthélix effacé et lobule presque absent.

Le thorax vu de dos ne présente pas d'anomalie : il est bien proportionné, la musculature est bien développée et le tissu adipeux abondant. Pas de déformation des omoplates non plus que des clavicules. La colonne vertébrale est normale, avec ensellure marquée et effacement des apophyses épineuses à la région lombaire. Les côtes ont leur incurvation normale avec un léger chapelet chondro-costal des deux côtés. Périmètre thoracique 0m72, un peu au dessus des mamelons.

Les bras frappent à la fois par la diminution de leur longueur et par le développement de la musculature. De l'acromion à la pointe de l'apophyse styloïde du cubital, on trouve 31 centimètres. Les muscles paraissent énormes aussi bien à l'avant-bras qu'au bras et au tronc : le deltoïde, les muscles de l'avant-bras et surtout le biceps forment des saillies très accusées, de sorte que le sujet ressemble à un petit athlète. Il est d'ailleurs vigoureux et porte 29 livres à bras tendu.

Les os ne paraissent pas incurvés, mais on sent à la partie supérieure de l'humérus, à la région antéro-interne du bras, une forte saillie osseuse qui paraît correspondre à l'insertion du grand pectoral et au-devant de laquelle existe une gouttière profonde. L'épicondyle et l'épitrochlée forment des saillies marquées, et il en est de même des apophyses styloïdes du radius et du cubitus.

Les mains sont particulièrement remarquables : elles sont volumineuses, ramassées sur elles-mêmes et offrent la déformation caractéristique en trident. Tous les os longs de la main sont réduits de longueur, mais surtout les osselets des phalanges : la peau est épaisse et plissée, comme fendillée et le tissu hypodermique infiltré comme dans le myxœdème. Il peut se servir assez adroitement de ses extraordinaires petits battoirs.

Du côté des membres inférieurs on note le même aspect ramassé et vigoureux des muscles. On ne constate aucune incurvation des fémurs ni des tibias. Les pieds sont ramassés avec une atrophie manifeste des métatarsiens et des osselets des phalanges ; toutefois le gros orteil de chaque côté a l'aspect et le volume normaux, au moins à l'extérieur. La longueur du membre de l'épine iliaque antéro-supérieure à la malléole externe est de 53 centimètres. La démarche est normale.

L'aspect est un peu vieillot. La face prend facilement un air gouailleur quand il rit. Les cheveux sont normalement plantés et il a seulement un soupçon de barbe.

Au pubis les poils sont abondants, la verge assez développée avec un peu de phimosis, les testicules descendus, un peu petits. Il a des érections, mais dit n'avoir eu de rapports sexuels qu'une fois.

La voix est naturelle, un peu rauque toutefois, surtout s'il chante. Le corps thyroïde est nettement perceptible.

Le sujet paraît intelligent, mais il ne fait aucun effort pour apprendre à lire. Il chante de café en café, mais il ne connaît pas ses notes et on lui serine les airs qu'il doit retenir.

Tous les organes ont paru normaux, sauf le cœur dont le rythme est irrégulier avec faux pas fréquents du pouls, systoles avortées, rythme couplé intermittent : le pouls est à 80 en moyenne. Paul F... ne se plaint pas d'essoufflement. Son état général est excellent.

Observation II. — Thérèse Faug..., âgée de vingt-six ans, est la sœur aînée du précédent.

Au dire de son père qui l'accompagne, rien de spécial ne s'est produit pendant la grossesse de la mère ; l'accouchement s'est fait

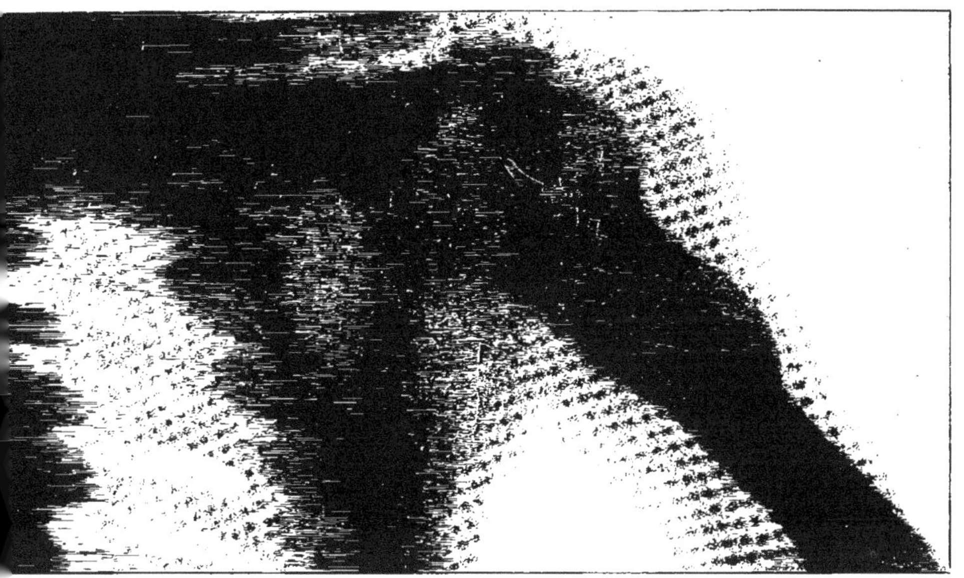

Thorax et humérus de Paul F...

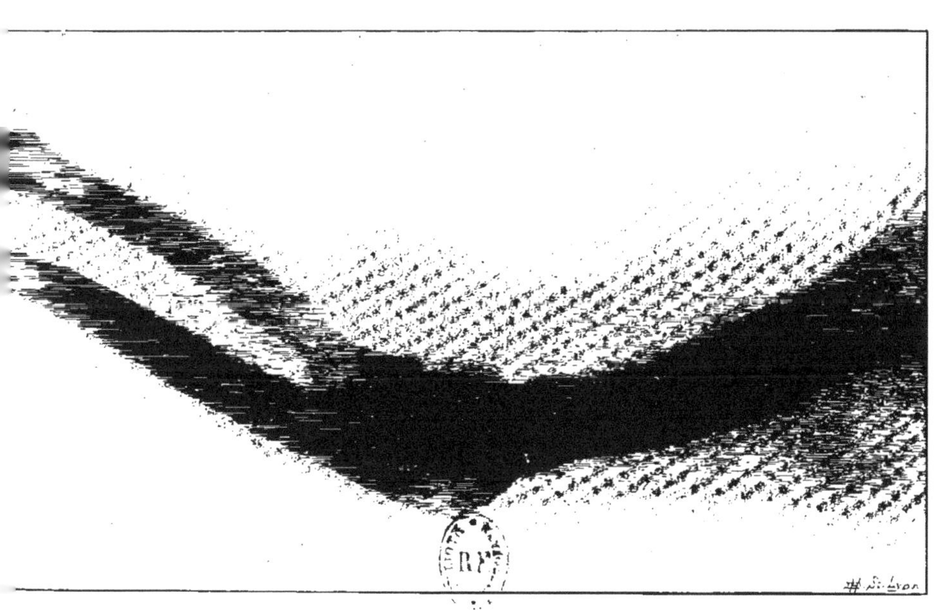

Coude de Paul F...

à terme dans d'excellentes conditions, sans asphyxie, etc. Elle a marché à vingt-trois mois, a parlé de bonne heure. Dentition tardive et mauvaise. Elle a été nourrie au biberon avec une certaine difficulté.

A part une rougeole bénigne, elle n'a jamais été malade. Elle a été réglée à dix-huit ans, toujours régulièrement : les mamelles sont développées : elle ne nous a pas permis l'examen des organes génitaux.

Elle paraît avoir eu dans l'enfance une affection singulière du cuir chevelu qui a déterminé une chute presque complète des cheveux : elle porte une perruque. Les dents sont également tombées pour la plupart. La voûte n'est pas ogivale.

Elle est notablement plus petite que son frère, car elle ne mesure que 99 centimètres. Comme nous l'avons déjà dit les parents ne se seraient aperçus du retard dans le développement que vers l'âge de six ans.

Elle est absolument calquée sur le modèle de son frère : même tête et même figure relativement grosses, avec le cou un peu plus enfoncé entre les épaules, mêmes membres courts à muscles volumineux d'apparence athlétique, même main en trident, etc. La malade s'étant très mal prêtée aux examens, nous ne pouvons en donner qu'une description un peu superficielle. Nous dirons cependant qu'elle présente à la partie interne et supérieure des deux bras la même exostose que son frère au niveau de l'insertion du grand pectoral.

Le corps thyroïde paraît normal : elle n'a ni sucre ni albumine; le cœur est régulier, etc.

Comme son frère, elle est intelligente et s'entend bien avec lui : on est obligé de lui apprendre les airs qu'elle chante avec lui dans les cafés et elle ne sait ni lire ni écrire. Pendant assez longtemps elle a souvent répété qu'elle voulait se marier, mais actuellement elle n'a plus que le désir de gagner beaucoup d'argent.

Les deux sujets dont on vient de lire l'histoire sont très vraisemblablement ceux qui ont été présentés à la Société de médecine de Bordeaux par M. Tissié en 1896[1]. Toutefois il existe une divergence notable entre les récits qui nous ont été faits et elle porte sur un point de réelle importance. Au dire de M. Tissié, au moment de la naissance, les deux enfants auraient été très petits et assez mal formés, de vraies boules de graisse, lui a-t-on affirmé. Il est évident qu'il serait intéressant de trancher cette question par une enquête plus approfondie auprès de la mère ; mais, malgré ce désaccord, il ne me paraît pas douteux qu'il s'agisse des mêmes sujets.

Je n'aurais donc pas reproduit à nouveau ces deux histoires cliniques si, surtout depuis le travail de P. Marie, les recherches récentes sur beaucoup de ces nains qui constituent des curiosités pathologiques, ne permettaient de les classer plus exactement qu'au moment où M. Tissié les a examinés. Il m'a semblé aussi qu'il y avait intérêt à compléter leurs observations en publiant une partie des radiographies fort intéressantes que je possède d'eux et qui sont dues à l'habileté de notre confrère le Dr Chanoz.

Les caractères qui ont été donnés comme étant ceux de l'achondroplasie se rencontrent très nettement sur ces radiographies. En ce qui concerne les mains, la disposition des doigts en trident y est encore plus accusée que sur le vivant et l'épaisseur des parties molles bien apparente aux extrémités comme à la paume de la main (main de Thérèse F...). On remarquera combien les phalanges sont tassées et d'apparence cubique ; les métacarpiens sont également très courts et ramassés sur eux-mêmes. Les os du carpe, d'apparence normale, sont seulement remarquables par leur petitesse du fait qu'ils se sont adaptés au volume des autres os. On notera aussi sur cette première radiographie la légère courbure de l'extrémité inférieure du cubitus et la profondeur de la rainure cubitale. L'extrémité inférieure du radius a un aspect un peu carré et massif. Pour n'avoir pas à y revenir, disons que cette même apparence se trouvait plus accusée encore sur les articulations fémoro-tibiales de Paul F..., que nous n'avons pas fait reproduire parce qu'elles étaient normales d'autre part : le péroné notamment n'entrait pas dans la composition de l'articulation comme cela a été

[1] *Journal de Médecine de Bordeaux*, 1896, p. 465.

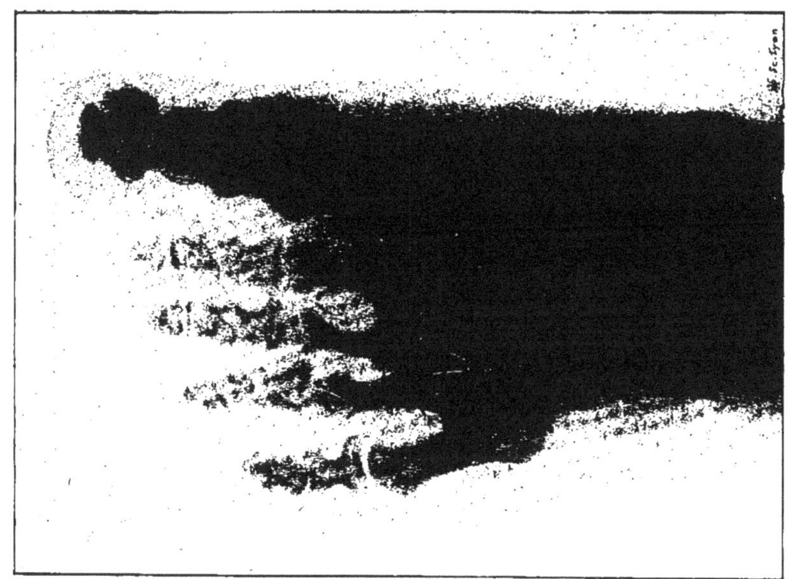

Pied de Paul F...

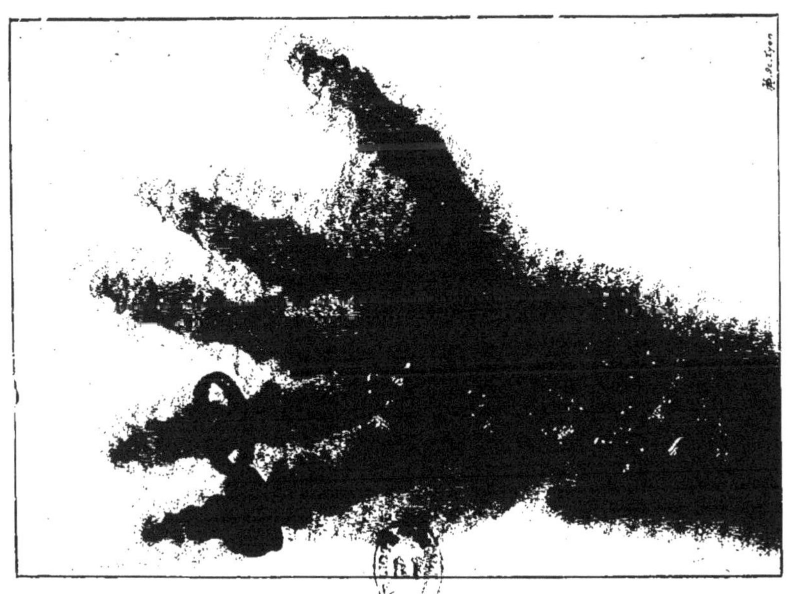

Main de Thérèse F...

vu par P. Marie. Au-dessous du plateau tibial, une petite ligne saillante semble être la seule trace de l'épiphyse.

Sur la radiographie du membre supérieur (Paul F...) on trouve aussi une légère courbure de l'extrémité supérieure du radius. Mais en dehors du volume un peu notable de l'olécrâne, l'articulation du bras et de l'avant-bras est normale et les diaphyses des trois os n'appellent d'autre remarque que celle de leur intégrité. Toutefois sur la radiographie de la partie supérieure du thorax on retrouve sur l'humérus cette énorme saillie ostéogénique que nous avons signalée comme existant symétriquement et avec des caractères identiques chez nos deux sujets : cette figure est la reproduction d'une partie seulement de la radiographie du thorax entier; elle est cependant suffisante pour faire voir qu'il ne paraît pas y avoir de lésions du côté de la clavicule et qu'il n'y en a certainement pas sur les côtes.

Enfin, j'ai également fait radiographier le pied de Paul F..., posé à plat en raison de l'aspect tout particulier de son gros orteil qui paraît à l'extérieur avoir échappé au nanisme : les os y sont en effet beaucoup plus volumineux, plus épais qu'aux autres orteils, mais néanmoins ils sont plus tassés et plus cubiques qu'à l'état normal et ceci est surtout apparent sur le premier métatarsien. Les autres métatarsiens sont également très courts, mais la radiographie ne permet pas de se rendre un compte exact de l'état des autres os du pied.

Voici maintenant le squelette du Muséum. On ne sait rien sur son origine. Il est simplement étiqueté : Squelette d'une femme naine âgée de vingt-quatre ans. Il a souvent servi au professeur Léon Tripier dans ses cours d'anatomie artistique aux élèves de l'École des Beaux-Arts comme sujet de comparaison avec un squelette normal. J'en donnerai une brève description, la photographie ci-jointe permettant de se rendre facilement compte de ses diverses particularités.

La longueur totale du squelette est de $1^{m}065$: il va de soi que cette mesure n'est qu'approximative de la taille réelle que pouvait avoir le sujet. La longueur totale de la colonne vertébrale est de

52 centimètres et la longueur latérale du thorax de 26 centimètres.

Le crâne et la face paraissent d'aspect normal : le maxillaire inférieur un peu fort présente des dépressions en forme de fossettes très accusées de chaque côté des apophyses geni. Les dents très bien conservées sont au nombre de 28 et il n'y a pas de place pour les quatre dents absentes. Le crâne a 51cm5 de circonférence, il présente une brachycéphalie très accusée, car l'indice céphalique est de 86.95 avec un diamètre antéro-postérieur de 18cm4 et un diamètre transversal de 16 centimètres.

Les vertèbres cervicales dorsales, et lombaires ont l'aspect normal et il n'y a rien à noter du côté du thorax, les côtes ayant leur courbure et leur épaisseur ordinaires. Du côté de la ceinture scapulo-humérale on peut noter que la clavicule est un peu courte, à courbures très accusées, mais il n'y a vraiment à signaler qu'une forme anormale et très saillante, sous forme d'appendice crochu, de l'apophyse caracoïde. La cage thoracique est très petite.

Le bassin est du type infantile et vertical. Il présente une particularité qui n'est certainement pas un artifice de préparation (articulations sacro-iliaques bien repérées) et qui est en rapport avec l'ensellure très accusée qui existe chez tous les achondroplases adultes : le sacrum forme presque un angle droit avec la colonne lombaire, de sorte que c'est à peine si on l'aperçoit lorsqu'on regarde le squelette de face (voir la photographie). — Les os iliaques paraissent relativement épais et les cavités cotyloïdes peu accentuées.

La mensuration des diamètres donne :

Promonto-sus-pubien	5.75
Promonto-sous-pubien	6 »
Transverse au détroit supérieur . . .	11 »
Grand oblique.	9. 5
Bi-sciatique.	9. 3

Les membres supérieurs sont remarquablement courts : ils attaignent exactement à l'épine iliaque antéro-inférieure : leur longueur totale est de 37cm5.— L'humérus a une longueur de 15 centimètres et présente de légères déformations qui sont évidemment dues à des insertions musculaires volumineuses ayant déterminé des saillies osseuses et des gouttières accentuées : cela suffit pour assurer que ce sujet avait les muscles athlétiques qui sont une des caractéristiques de l'achondroplasie [1]. — Le radius et le cubitus ont également des insertions musculaires très développées et leurs

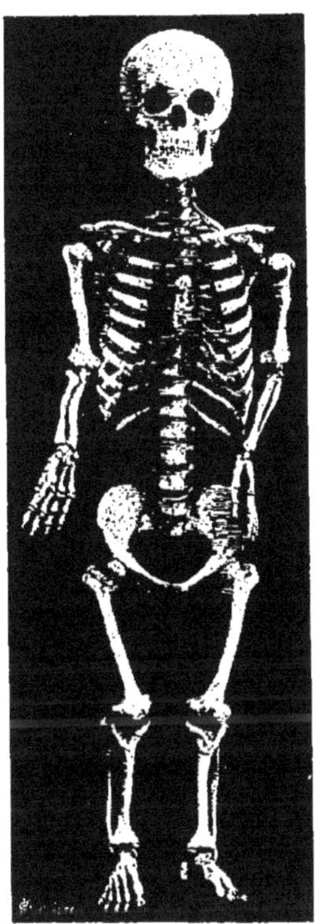

Fig. 1.

courbures sont exagérées, surtout pour le radius dont la courbure à concavité antéro-externe est très accentuée [2]. Le point le plus intéressant à signaler est que l'extrémité supérieure du radius

[1] A rapprocher des saillies ostéogéniques que nous avons signalées chez nos deux sujets et qui sont d'ailleurs fréquemment décrites ou figurées chez les achondroplasiques.

[2] A rapprocher aussi de la radiographie de Paul F.

après s'être articulée avec l'extrémité supérieure du cubitus, s'éverse en dehors presque à l'horizontale pour faire partie de l'articulation du coude. La longueur du cubitus est de 13cm6, celle du radius de 11cm2 [1]. — Les mains ne présentent rien à signaler, les os du carpe, du métacarpe et les phalanges sont normaux : seul l'os crochu présente une énorme apophyse.

Les membres inférieurs sont remarquablement petits : leur longueur totale est de 41 centimètres. — Le fémur mesure 20 centimètres ; sa courbure antérieure est un peu accentuée, son épiphyse inférieure un peu développée, le grand et le petit trochanter de dimensions certainement plus fortes qu'à l'état normal. — Le tibia est rectiligne avec 17cm4 de longueur, à épiphyses volumineuses. — Le péroné est plus remarquable : il mesure 18cm5. Il frappe immédiatement par sa longueur inusitée par rapport au tibia, la base de sa malléole est un peu au-dessous de la pointe de la malléole du tibia. De plus, il est facile de voir que son extrémité supérieure fait partie de l'articulation du genou, particularité qui, nous l'avons vu, a été signalée par P. Marie, comme se rencontrant fréquemment dans l'achondroplasie de l'adulte.

Je ne veux pas faire ici la bibliographie de l'achondroplasie depuis que P. Marie (juillet 1900) a rappelé l'attention sur cette malformation chez l'adulte. Les observations sont d'ailleurs peu nombreuses : on pourrait citer celle de Ley et de Back à la Société de médecine d'Anvers, celles de F. Regnault à la Société anatomique, etc. Une mention spéciale doit être faite pour la thèse de Molin (Lyon, 1901). Deux très importants mémoires ont paru également en 1901 : ce sont ceux de M. Cestan et de M. Apert dans la *Nouvelle Iconographie de la Salpêtrière*. Ces deux intéressants travaux, joints à la très complète revue générale de

[1] L'indice radio-huméral (radius : humérus × 100) n'est pas ici beaucoup plus élevé qu'à l'état normal puisqu'il est de 74,6 et que M. Regnault le donne comme étant en moyenne de 72 chez les Européens normaux : il atteint 80 chez le squelette de Clamart et même 98 (musée Broca n° 2). Mais l'indice tibio-fémoral (tibia : fémur × 100) est nettement plus élevé, puisque toujours d'après Regnault il est de 79,7 chez l'adulte de petite taille et qu'il atteint exactement 84 sur le squelette du Muséum de Lyon.

M. F. Regnault, dans les *Archives générales de médecine* (février 1902) me dispensent d'un plus long historique, car je ne pourrais que répéter ce qui s'y trouve si clairement exposé[1]. J'ajouterai seulement que la question comporte un côté artistique par l'identification qui a été faite par P. Marie, H. Meige, F. Regnaud, Cestan, P. Richer... d'un grand nombre de statuettes égyptiennes (dieu Phtah, dieu Bès) ou grecques (pygmées, etc.), de portraits de nains avec des achondroplasiques. Rien n'est plus intéressant à suivre que le chapitre consacré à cette question par M. P. Richer dans son beau livre *L'Art et la Médecine*[2].

Une question a visiblement préoccupé en ces dernières années tous ceux qui ont publié de nouvelles observations de nanisme : c'est celle du diagnostic.

Les conditions qui donnent naissance à cette malformation paraisent en somme assez restreintes, ce qui peut d'ailleurs tenir à l'insuffisance de nos connaissances pathogéniques. Certaines lésions osseuses encore mal connues, l'ostéoporose congénitale, des dystrophies d'origine syphilitique (Apert), peuvent lui donner naissance. Comme l'ont bien montré A. Gilbert et Rathery[3], il faut y joindre les troubles généraux de la nutrition liés aux affections cardiaques de la première enfance. Grâce à l'obligeance de mon collègue, M. Tixier, j'ai pu examiner récemment dans son service une jeune fille de quinze ans, ayant la taille d'une enfant de huit ans et chez laquelle l'arrêt de développement était en rapport avec une péricardite adhésive d'origine rhumatismale. Paul F..., que je viens de vous montrer, a très certainement une lésion mitrale. Mais il faut noter que, dans les cas de nanisme cardiaque, la taille n'a pas été trouvée inférieure à 1m40.

En dehors de ces conditions, les cas de nanisme peuvent le plus habituellement se ranger dans trois catégories distinctes.

[1] M. Chantre m'a communiqué un mémoire en russe du Dr Benzenge (de Moscou), relatif à une famille qui comporte quatre nains, une fille arrêtée dans son développement et une autre qui paraît normale. Les parents sont grands : le père a 1m79 et la mère 1m54.

[2] P. Richer, *l'Art et la Médecine*, p. 179 et suiv. *Les nains, les bouffons, les idiots*. Paris, Gauthier, Magnier et Cie, 1902.

[3] A. Gilbert et Rathery, *Presse Médicale*, mai 1900.

Un *premier groupe est constitué par l'arrêt de développement myxœdémateux.* On y trouve surtout des idiots pachydermiques avec la bouffissure de la face, l'œdème de la peau, l'apathie intellectuelle, les troubles génitaux. On sait que M. Hertoghe a voulu faire rentrer dans cette catégorie les infantiles du type Lorrain, ce qui est sans doute exagéré pour un certain nombre de cas (Brissaud). Chez nos deux petits sujets l'aspect très particulier des doigts avec leur forme tronquée, les ongles courts et rongés, l'état d'épaississement du derme et de mollesse du tissu conjonctif souscutané, peut faire un instant songer à cette affection. Mais il n'est pas difficile de l'éliminer : il n'y a pas de bouffissure de la face, pas de troubles du côté des organes génitaux, pas de diminution de l'intelligence, la glande thyroïde est appréciable, et enfin les os longs ont des lésions qui ne se retrouvent pas dans le myxœdème.

Le *second groupe comprend les nains rachitiques*, chez lesquels les lésions se développent après la naissance, soit dans le premier âge, soit plus tardivement. Ici, les déviations et les courbures des os longs dont les lésions portent sur les épiphyses comme sur les diaphyses, la participation des os courts, les déformations du thorax, du rachis et du crâne, la possibilité de la réparation et de la guérison sont des caractères trop connus pour qu'il soit nécessaire d'insister. Nos deux petits malades n'appartiennent certainement pas à cette catégorie et la petite courbure des os de l'avant-bras dont nous avons intentionnellement reproduit la radiographie est fort loin des déviations rachitiques; elle peut s'expliquer par l'action trop énergique de muscles volumineux. D'ailleurs, les os des membres inférieurs sont sur les radiographies d'une rectitude parfaite.

Voici un bel exemple d'un cas de rachitisme datant de l'enfance comme on en rencontre d'ailleurs fréquemment et que je vous présente seulement pour faire contraste avec nos deux achondroplases.

C'est une femme de trente-sept ans, d'aspect chétif, le teint jaune, de taille bien au-dessous de la moyenne, 1^m24. L'extrémité céphalique ne présente rien de particulier ; son indice est de 8,15. Mais le thorax est étroit et allongé, les clavicules ont des courbures exagérées avec épaississement noueux à gauche, les côtes sont courtes à courbures trop marquées ; il y a une légère scoliose avec saillie de l'omoplate gauche et épaule gauche plus élevée. Le bassin est petit, étroit, et les hanches sont absentes.

Les divers segments du membre supérieur ont conservé leur longueur et leurs rapports, normaux, des orte que si la malade est debout les doigts arrivent au genou.

Ce sont les membres inférieurs qui sont la cause du nanisme. De l'épine iliaque antérieure et supérieure au sol, il y a 63 centimètres ; du grand trochanter au sol, 54 centimètres. Les cuisses sont courtes, 24 centimètres du grand trochanter aux condyles ; les jambes, des condyles fémoraux à la malléole externe, ont 27 centimètres. Les tibias sont caractéristiques du rachitisme, ils sont gros, larges et épais, présentent une courbure très accusée dans le sens antérieur et des bords raboteux.

La malade qui est venue au monde dans des conditions fâcheuses est restée en nourrice jusqu'à six ans : elle était mal soignée, souffreteuse ; sa mère la retira à ce moment parce qu'elle ne marchait pas encore...

Bien plus intéressante est l'histoire clinique de cette autre malade.

La nommée Catherine T... est une femme de cinquante ans, mariée, sans enfants. Il n'y a rien dans ses antécédents héréditaires qui soit digne d'être noté. Elle était la cinquième d'une famille de douze enfants dont sept sont encore vivants et bien portants.

Elle n'a jamais été réglée, n'a jamais présenté de troubles aux époques qui auraient pu correspondre à la puberté ou à la ménopause.

Elle raconte que jusqu'à huit ans elle se développa comme les enfants de son âge. A sept ans, à la suite d'un effort qu'elle fit en portant un de ses petits frères, il se développa au niveau de l'ombilic une tumeur grosse comme une noix. Un an plus tard cette tumeur qui était devenue rouge et enflammée se rompit brusquement donnant issue à une grande quantité de liquide limpide dont l'écoulement continua pendant un an. Cet accident, *à l'âge de huit ans*, la fit mettre au lit où elle resta *sans jamais se lever jusqu'à l'âge de dix-neuf ans*. C'est qu'au moment où l'ombilic cessa de couler, il se développa une arthrite de l'articulation du coude gauche qui prit de telles proportions qu'on parla de l'amputer. Bien qu'elle n'attribue pas grande importance à des suppurations qu'elle eut dans le dos, il n'est pas douteux qu'il ne se soit agi de carie des vertèbres dorsales comme il est facile de s'en rendre compte par l'examen actuel.

Quoi qu'il en soit, lorsque la malade se releva, *elle n'était pas plus grande qu'au moment où elle s'était couchée*. Les seins s'étaient développés, quelques poils s'étaient montrés au pubis, mais la menstruation ne s'était pas faite. Elle s'est mariée à trente ans, a eu des rapports normaux, mais n'a jamais eu de grossesse.

C'est une véritable naine dont la taille est de 1^{m},24, qui frappe immédiatement par le contraste entre la longueur du tronc et celui des membres inférieurs. La longueur des membres inférieurs est de $64^{cm}5$ à gauche et 59 centimètres à droite, mesurée depuis l'épine iliaque antérieure et supérieure à la malléole externe ; il en résulte qu'assise elle paraît presque normale et ne devient naine que si elle se met debout.

L'extrémité céphalique ne présente rien qu'une très légère asymétrie, la bosse frontale droite étant un peu plus développée, et une brachycéphalie très accentuée, avec un indice de 93,25, le diamètre antéro-postérieur étant de 16,3 et le transverse de 15.2.

Le tronc a un aspect et un volume qui pourraient passer pour normaux, n'était que le thorax est court et trapu : des lipomes sus-claviculaires contribuent à lui donner cet aspect. La courbure des côtes est exagérée et les articulations chondro-costales sont volumineuses. — Il n'a pas de scoliose : au niveau de la région dorso-lombaire on trouve la cicatrice adhérente à laquelle il est fait allusion plus haut : il en existe une autre, large de deux à trois travers de doigts, au niveau des fausses côtes gauches, également adhérente à l'os. — Le bassin est large, mais paraît peu développé en hauteur.

Le membre supérieur droit est normal, sans courbures ni nouures anormales, arrive au tiers inférieur de la cuisse. Le membre supérieur gauche est raccourci et déformé par une volumineuse

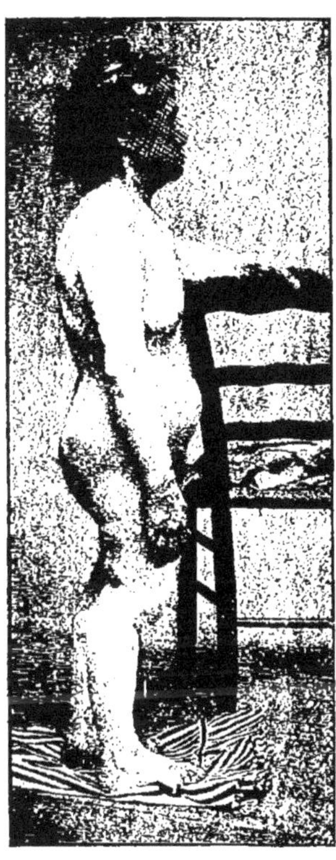

Fig. 2.

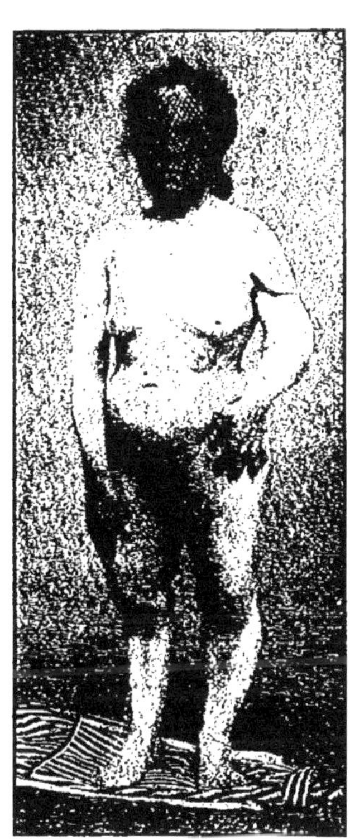

Fig. 3.

ankylose dont la photographie rend bien compte et dans laquelle il est impossible de retrouver aucun rapport osseux normal : ce n'est qu'à la partie tout à fait supérieure du bras qu'on retrouve l'humérus cylindrique. Les mains sont petites, carrées, à doigts courts, se terminant à peu près au même niveau, mais parallèles : la radiographie n'y a rien décelé d'anormal.

Les membres inférieurs présentent des déformations très accusées : si l'on en croyait la malade elles dateraient d'un accident survenu pendant son long alitement, une chaise étant tombée sur ses genoux et les ayant fortement repoussés en arrière. Les cuisses sont courtes et ramassées, non arquées.

Les genoux sont énormes. La rotule est mobile, très large, déformée par des aspérités à sa surface et des épines osseuses sur ses bords. Il semble, mais ce n'est là qu'une apparence, que le plateau tibial est énorme et qu'il est resté en avant tandis que le reste du tibia aurait glissé en arrière formant ainsi une forte dépression bien visible des deux côtés, mais surtout à droite. L'examen de l'épreuve radiographique ci-jointe montre une déformation dont on ne peut se rendre compte par la palpation : le fémur de volume normal s'est incurvé à son extrémité inférieure en forme de bâton pastoral et il ne paraît pas douteux qu'il ait également subi une sorte de torsion sur son axe, de telle sorte que les condyles, d'ailleurs très déformés, sont situés sur une ligne antéro-postérieure au lieu d'être restés dans le plan transversal. Le plateau tibial est également déformé, aplati d'arrière en avant, de sorte que sa surface horizontale est presque devenue antérieure. Mais le tibia n'est déformé qu'à sa partie supérieure, au-dessous il redevient rectiligne et normal.

Il n'y a aucune lésion viscérale, pas de goitre. L'état intellectuel et psychique est normal.....

Les lésions qui persistent chez cette malade ne laissent aucun doute sur la nature de l'affection qu'elle a présentée : très vraisemblablement elle a eu une péritonite tuberculeuse enkystée qui s'est vidée par l'ombilic ; très certainement elle a eu une ostéo-arthrite tuberculeuse du coude, de l'ostéite de même nature au niveau des côtes et de la région dorso-lombaire. Elle représente un beau type de ces déformations osseuses que l'on range dans le rachitisme tardif et on nous concédera facilement que l'arrêt de développement qui a porté sur les organes génitaux (absence de menstruation) et sur le squelette est dû à l'action sur l'organisme des tuberculines, à une intoxication tuberculeuse.

Enfin, *le troisième groupe est constitué par les achondroplases*. Ici, le thorax n'est pas touché et le nanisme est dû à une micromélie, surtout rhizomélique, qui porte exclusivement sur les épiphyses à l'exclusion des diaphyses et qui fait à elle seule pres-

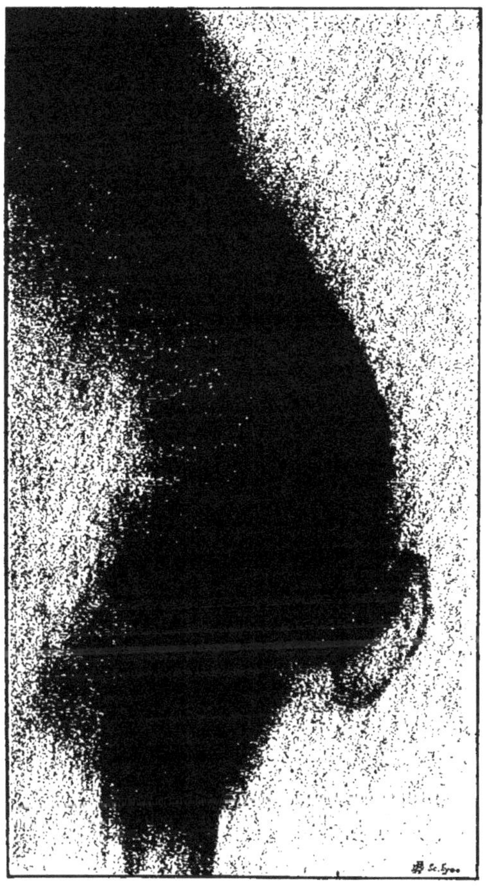

Fig. 4.

que tous les frais de la déformation. C'est dans cette catégorie qu'il convient de ranger nos deux premiers sujets. Le tronc et la tête sont chez eux sans déformation, les bras trop courts n'atteignent que la partie supérieure de la cuisse et les mains présentent au maximum cette déformation en *trident*, que P. Marie a donnée comme caractéristique de l'achondroplasie; la radiographie montre bien l'égalité des médius et des autres doigts. Il y a lieu toutefois de faire ici une remarque. Les lésions, dit-on, ne portent que sur les os longs, et les notions histologiques que nous possédons (voir à ce sujet le travail de Durante et les thèses de Spilmann (Nancy, 1901) et de Molin montrent qu'il s'agit d'une lésion portant exclusivement sur le cartilage épiphysaire troublé et arrêté dans son développement pendant la vie intra-utérine, l'os diaphysaire ayant au contraire une évolution normale. Cela est vrai sans aucun doute, mais il ne me paraît pas moins évident que dans notre double cas il n'y ait une participation de certains os courts. Les os du poignet et ceux qui constituent le squelette du pied prennent certainement leur part dans le raccourcissement de la main et du pied. Le tronc est court dans l'ensemble chez ces malades, le thorax n'a que 72 centimètres de tour, et la tête de Paul Faug, serait certainement petite chez un homme de 25 ans puisqu'elle ne mesure que 53 centimètres de circonférence. Elle présente d'ailleurs la brachycéphalie, souvent signalée par d'autres observateurs, à un degré très marqué puisque l'indice céphalique est de 90,2. M. Pitres, lors de la présentation de ces malades, avait déjà fait remarquer que les organes devaient être petits chez ces deux sujets.

En terminant, je ferai remarquer comme une particularité fort intéressante ce fait que des parents de taille normale ont donné naissance successivement à deux enfants nains venant immédiatement après un fils de taille élevée et presque anormale ($1^{m}92$). Il est très vraisemblable qu'il y a eu chez la mère des troubles dyscrasiques au moins temporaires, troubles dyscrasiques qui nous sont totalement inconnus et sur lesquels il serait oiseux de faire des hypothèses, mais qui ont suffi à provoquer des modifications dans l'évolution du squelette des enfants, ici en plus, là en moins. Il serait curieux de savoir ultérieurement si les deux enfants dont l'évolution n'est pas terminée, mais qui paraissent actuellement très grands, auront plus tard une taille notablement au-dessus de la moyenne.

Je n'entrerai pas ici dans la discussion de la nature et de la pathogénie de cette affection que Winkler avait isolée sous le nom de *rachitis micromelica* et qui doit à Parrot le nom qui la caractérise si bien. Les auteurs sont loin d'être d'accord sur ce point. Les uns nient que l'achondroplasie ait un caractère héréditaire et repoussent nettement (et avec raison, je crois), l'assimilation qu'on a voulu en faire avec les races à petite taille (Lapons, Akkas, Obongos) ou avec certains animaux comme les chiens bassets, bœufs natos, moutons, etc. D'autres au contraire, se basant sur l'hérédité possible et sur l'existence d'organes génitaux aptes à la reproduction, envisagent l'achondroplasie sinon comme une variété spéciale de l'espèce humaine, du moins comme une variété bien caractérisée et héréditaire du type humain. (Apert).

Pour les uns il s'agit de troubles dystrophiques, pour les autres d'intoxications : P. Marie se demande si ce n'est pas « du côté d'une affection, d'un trouble de quelque organe glandulaire qu'il faut chercher la raison d'être de l'achondroplasie ». MM. Porak et Durante acceptent cette manière de voir comme une hypothèse possible; mais à côté de l'achondroplasie par insuffisance glandulaire fœtale, ils paraissent vouloir donner une place plus large à l'hérédo-intoxication. Pour M. Cestan on a peut-être trop insisté sur les caractères qui séparent le rachitisme de l'achondroplasie et il trouve de bonnes raisons de parenté entre eux. M. Regnault a exprimé une idée analogue. Au total la question reste entière à élucider.

Au reste quel est le cas qui ne soulève pas un problème devant lequel nous nous arrêtons dans l'impossibilité de le résoudre? Qu'il me soit permis en terminant de vous présenter encore une jeune fille qui, si elle n'est pas une naine comme les précédents, est cependant remarquable par la petitesse de sa taille. Mlle B... est âgée de vingt-deux ans ; elle est restée seule de quatre enfants, les trois autres étant morts dans la première enfance, l'un d'eux très probablement de tuberculose. Le père est un alcoolique violent que sa fille a dû quitter pour se soustraire à ses brutalités. Elle ne mesure que $1^{m},34$; elle dit qu'elle a toujours été plus petite que les enfants de son âge, mais à partir de quatorze ans sa croissance était achevée et elle a cessé absolument de grandir. Elle est parfaitement conformée, ne présente aucune courbure des os, aucune déviation de la colonne vertébrale. Elle est bien réglée et les seins sont développés normalement. Toutes les fonctions s'exécutent bien ; elle n'a rien au cœur ni aux poumons ; le corps thyroïde est un peu gros sur la ligne médiane. Elle a des végétations adénoïdes et par suite des dents qui chevauchent et une voûte ogivale. La seule malformation est la présence de six incisives au maxillaire inférieur.

Si ce n'est pas une naine à comparer à Bébé, le nain du roi Stanislas, dont le squelette est au Muséum, ou au gentilhomme polonais dont parle Diderot, c'est une sorte de miniature de petite femme, arrêtée à la quatorzième année de son développement. Or, *son père est exactement de la même taille qu'elle...*, et nous voici par là ramenés à cette question toujours à résoudre de l'hérédité du nanisme.

Lyon. — Imp. A. Rey, 4, rue Gentil. — 31061

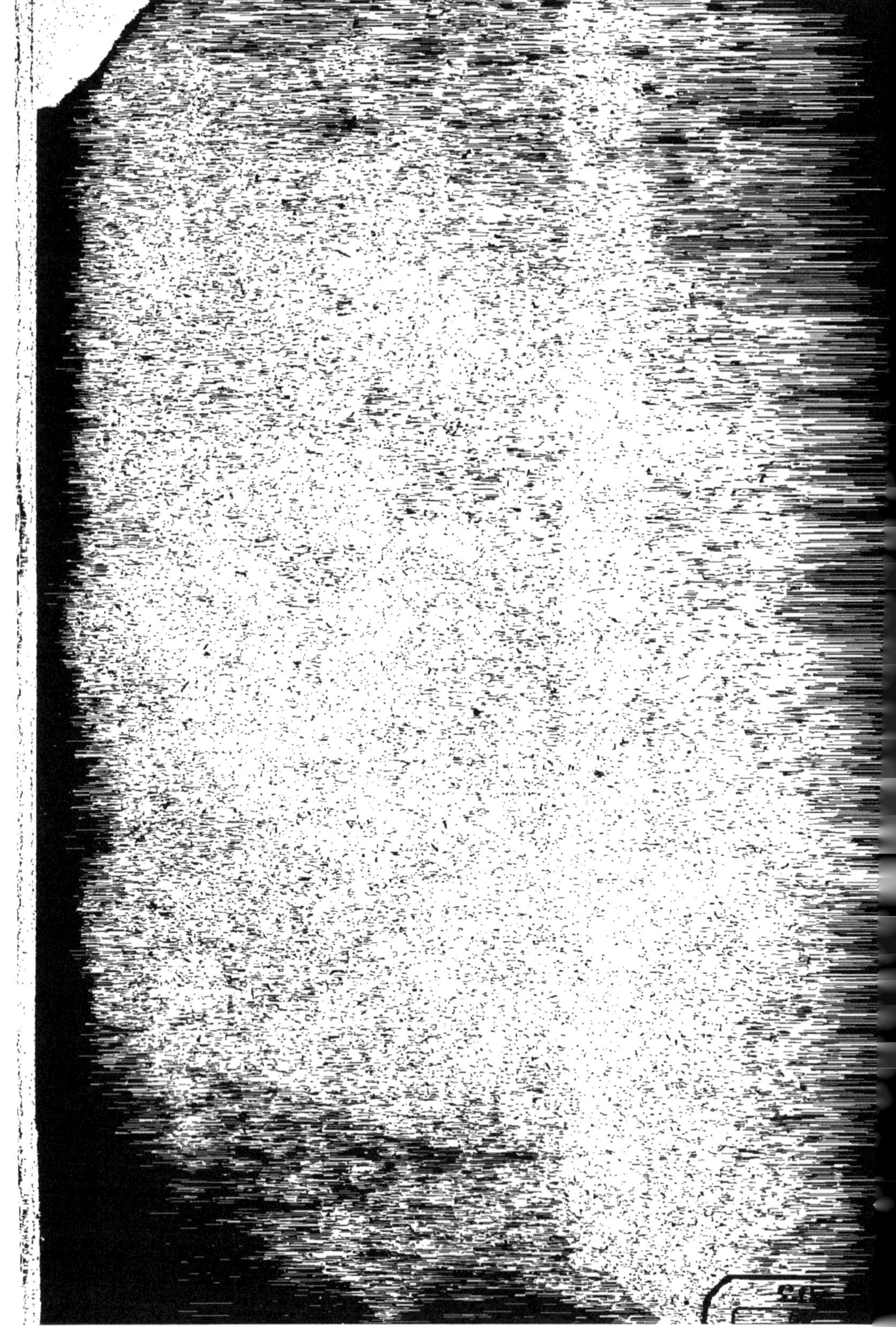

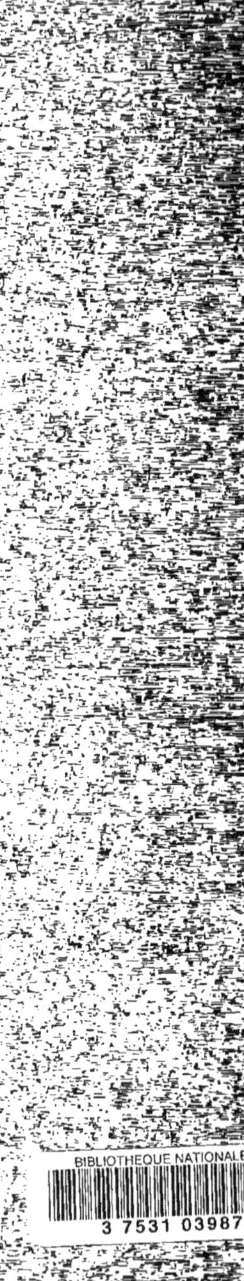

www.ingramcontent.com/pod-product-compliance
Ingram Content Group UK Ltd.
Pitfield, Milton Keynes, MK11 3LW, UK
UKHW012305240726
13966UKWH00004B/1644